58 Rezepte um Schlaganfall vorzubeugen:

Die Lösung von Schlaganfall-Überlebenden zu einer gesunden Ernährung und einem langen Leben

Von

Joe Correa CSN

COPYRIGHT

DANKSAGUNG

Dieses Buch ist meinen Freunden und meiner Familie gewidmet, die leichte oder ernste Krankheiten hatten, so dass Sie eine Lösung finden und die notwendigen Veränderungen in Ihrem Leben machen.

58 Rezepte um Schlaganfall vorzubeugen:

Die Lösung von Schlaganfall-Überlebenden zu einer gesunden Ernährung und einem langen Leben

Von

Joe Correa CSN

INHALT

ÜBER DEN AUTOR

Nach jahrelanger Forschung glaube ich ehrlich an die positive Wirkung die richtige Ernährung auf den Körper und den Geist haben kann. Meine Kenntnis und Erfahrung haben mir geholfen, im Laufe der Jahre gesünder zu leben, was ich mit meiner Familie und Freunden geteilt habe. Je mehr Sie über gesünderes Essen und Trinken wissen, desto eher werden Sie Ihr Leben und die Essgewohnheiten ändern wollen.

Ernährung ist ein Schlüsselfaktor im Pozess für Gesundheit und ein längeres Leben - also starte noch heute. Der erste Schritt ist der wichtigste und der bedeutungsvollste.

EINFÜHRUNG

58 Rezepte um Schlaganfall vorzubeugen: Die Lösung von Schlaganfall-Überlebenden zu einer gesunden Ernährung und einem langen Leben

Von Joe Correa CSN

Schlaganfälle sind einer der Haupttodesursachen in der Welt. Moderne Lebensstile, schlechte Ernährung und sitzende Tätigkeiten sind die eigentliche Ursache einiger erstaunlicher Statistiken. In den USA sterben jedes Jahr ca. 800.000 Menschen durch einen Schlaganfall. Schlaganfälle sind neben Herzkrankheiten, Krebs und Unfällen die häufigste Todesursache und sollte deshalb ernst genommen werden.

Unter Berücksichtigung, dass alle 40 Sekunden jemand an einem Schlaganfall stirbt, ist es wichtig über das gesamte Herz-Kreislauf-System und dessen Gesundheit nachzudenken, das Herz nicht zu vergessen. Prävention ist der Schlüssel zur Reduzierung der Wahrscheinlichkeit dieser schrecklichen Krankheit.

Ein Schlaganfall entsteht, wenn die Blutzufuhr zum Gehirn unterbrochen wird. Dies geschieht, wenn die Blutgefäße verstopft sind oder das Blutgefäß zum Gehirn nicht mehr intakt ist. In beiden Fällen stirbt das Hirngewebe ab und verursacht einen schnellen und plötzlichen Tod. Genau deshalb ist der Schlaganfall eine ernstzunehmende Krankheit und sollte so schnell wie möglich behandelt werden.

Jedoch kann ein Schlaganfall leicht vermieden werden. Das Hauptproblem liegt in schlechten Ernährungsgewohnheiten, die durch gute und gesunde Essgewohnheiten ersetzt werden sollten. Dies schließt in erster Linie frische, rohe, biologische und gesunde Nahrungsmittel ein, die dem Körper helfen die täglichen Herausforderungen zu bewältigen und sich gleichzeitig selbst zu heilen.

Dieses Buch ist eine ausgezeichnete Rezeptsammlung, die dem Herz-Kreislauf-System helfen besser zu funktionieren und das Risiko eines Schlaganfalls zu reduzieren. Diese Rezepte basieren auf biologischen und natürlichen Nahrungsmitteln, die reich an gesunden Fetten, Kohlenhydraten, Proteine, Vitamine und Mineralien sind.

Außerdem bietet dieses Buch einige erstaunlich köstliche Lösung und Arten diese Gerichte herzurichten. Eine Vielzahl an Kombinationen werden schnell die üblichen Rezepte zum Frühstück, Mittagessen, Imbiss oder sogar Abendessen ersetzen. Probieren Sie jedes Rezept, finden Sie Ihr Lieblingsrezept und genießen ein gesundes Leben!

58 REZEPTE UM SCHLAGANFALL VORZUBEUGEN: DIE LÖSUNG VON SCHLAGANFALL-ÜBERLEBENDEN ZU EINER GESUNDEN ERNÄHRUNG UND EINEM LANGEN LEBEN

1. Süßkartoffel-Omelett

Zutaten:

6 große Eier, geschlagen

1 mittelgroße Paprika, geschnitten

1 kleine Zwiebel, fein gewürfelt

120 g Süßkartoffel, gewürfelt

2 Knoblauchzehen, zerdrückt

30 g Cheddar, gerieben

1 EL frische Petersilie, fein gehackt

1 EL natives Olivenöl extra

Zubereitung:

Als erstes das Gemüse vorbereiten. Kartoffeln in einen Topf mit kochendem Wasser geben und für ca. 10

Minuten kochen, oder bis sie weich sind. Vom Herd nehmen und gut abgießen. Zur Seite stellen.

Eier, Petersilie und Käse in einer mittelgroßen Schüssel verquirlen. Verrühren bis es gut vermischt ist und zur Seite stellen.

Nun Öl in einer großen Bratpfanne mit Antihaft-Beschichtung bei mittlerer Hitze erwärmen. Knoblauch, Zwiebeln und Paprika zugeben und für ca. 3-4 Minuten anbraten, dabei gelegentlich umrühren.

Kartoffeln zugeben und für 3 Minuten kochen. Eiermischung über das Gemüse gießen und gleichmäßig verteilen. Kochen bis die Eier fertig sind und vom Herd nehmen.

Sofort servieren.

Nährwertangaben pro Portion: Kcal: 229, Proteine: 12,4 g, Kohlenhydrate: 15,6 g, Fette: 13 g

2.   Kartoffeln mit Knoblauch

Zutaten:

3 große Kartoffeln, geschält und in Spalten geschnitten

3 EL natives Olivenöl extra

4 Knoblauchzehen, gehackt

1 kleine Zwiebel, fein gewürfelt

1 EL frischer Thymian, fein gehackt

1 TL frischer Rosmarin, fein gehackt

¼ TL schwarzer Pfeffer, frisch gemahlen

Zubereitung:

Kartoffeln in einen Topf mit kochendem Wasser geben und für ca. 10 Minuten kochen, oder bis sie weich sind. Vom Herd nehmen und gut abgießen. Unter kaltem Wasser abschrecken und dann noch einmal gut abtropfen lassen. Zur Seite stellen.

Öl in einem kleinen Topf bei mittlerer Hitze erwärmen. Knoblauch und Zwiebeln zugeben und für 3 Minuten kochen. Thymian, Rosmarin und Pfeffer unterrühren. Für weitere 2 Minuten kochen und vom Herd nehmen.

Den Grill auf mittlere Temperatur vorheizen. Kartoffeln mit der Ölmischung bestreichen und für 8-10 Minuten kochen grillen bis sie leicht braun sind.

Kartoffeln auf einem Servierteller anrichten und mit der restlichen Mischung beträufeln. Mit Sauerrahm garnieren und sofort servieren.

Nährwertangaben pro Portion: Kcal: 383, Proteine: 6,1 g, Kohlenhydrate: 48 g, Fette: 19,8 g

3.   Kalbfleisch und Paprika in Milchsoße

Zutaten:

450 g fettarmes Kalbfleisch, in mundgerechte Stücke geschnitten

120 ml Hühnerbrühe, ungesalzen

2 große rote Paprika, entkernt und halbiert

4 EL Milch, fettarm

1 kleine Zwiebel, fein gewürfelt

1 EL Olivenöl

¼ TL schwarzer Pfeffer, gemahlen

Zubereitung:

Öl in einem großen Topf bei mittlerer Hitze erwärmen. Fleischstücke zugeben und für 5 Minuten kochen, dabei gelegentlich umrühren. Hühnerbrühe zugeben und für weitere 5 Minuten kochen, bis die Flüssigkeit verdunstet ist. Das Fleisch entnehmen und die Pfanne zurückstellen.

Knoblauch und Zwiebeln zugeben. Anbraten bis sie glasig sind und dann Paprikahälften zugeben. Für 2-3 Minuten kochen oder bis die Paprika leicht weich ist. Milch zugeben und für 2 Minuten kochen. Vom Herd nehmen.

Fleisch mit Paprika servieren und mit der restlichen Milchsoße aus dem Topf beträufeln. Warm servieren.

Nährwertangaben pro Portion: Kcal: 260, Proteine: 29 g, Kohlenhydrate: 7 g, Fette: 12,6 g

4.   Orangen-Pfirsich-Smoothie

Zutaten:

2 große Pfirsiche, entsteint and gewürfelt

1 große Orange, geschält

240 ml Milch, fettarm

½ TL Kirschextrakt

1 große Banane

1 EL Sonnenblumenkerne

Zubereitung:

Pfirsiche waschen und halbieren. Kerne entfernen und in kleine Stücke schneiden. In die Küchenmaschine geben.

Orangen schälen und in Spalten schneiden In die Küchenmaschine geben. Banane schälen und in Stücke schneiden. Milch, Kirschextrakt und Bananen in die Küchenmaschine geben. Für 2 Minuten vermengen oder bis es cremig und gleichmäßig ist.

In Gläsern anrichten und mit Sonnenblumenkerne bestreuen. Vor dem Servieren für 15 Minuten kalt stellen.

Guten Appetit!

Nährwertangaben pro Portion: Kcal: 157, Proteine: 4,9 g, Kohlenhydrate: 31,2 g, Fette: 2,6 g

5. Rührei mit Champignons

Zutaten:

110 g Champignons, geschnitten

1 große grüne Paprika, geschnitten

5 große Eier

1 EL Frühlingszwiebel

½ TL getrockneter Oregano, gemahlen

2 EL Milch, fettarm

1 EL Olivenöl

¼ TL schwarzer Pfeffer, gemahlen

Zubereitung:

Öl in einer großen Bratpfanne mit Antihaft-Beschichtung bei mittlerer Hitze erwärmen. Champignons und Paprika zugeben. Für 5 Minuten kochen oder bis fast durch ist. Gelegentlich umrühren.

In der Zwischenzeit Eier, Frühlingszwiebel, Oregano, Milch und Pfeffer verquirlen. Die Mischung in die Pfanne geben und für 3-5 Minuten braten. Die Eier mit einem Holz-

Pfannenwender vom Boden der Bratpfanne kratzen, damit es gleichmäßig kocht.

Vom Herd nehmen und sofort servieren.

Nährwertangaben pro Portion: Kcal: 276, Proteine: 18,1 g, Kohlenhydrate: 8 g, Fette: 20,1 g

6. Warme Karotten-Haferflocken

Zutaten:

100 g Haferflocken

240 ml Milch, fettarm

150 g Karotten, vorgekocht

¼ TL Zimt, gemahlen

1 EL Leinsamen

1 EL Honig

1 EL Paranüsse, grob gehackt

Zubereitung:

Karotten waschen und schälen. In dünne Scheiben schneiden und in einen Topf mit kochendem Wasser geben. Für 15 Minuten kochen oder bis es weich ist. Vom Herd nehmen und abgießen. Zum Abkühlen zur Seite stellen.

In der Zwischenzeit Haferflocken, Milch, Zimt und Honig in einer feuerfester Schüssel vermengen. Für 3 Minuten in die Mikrowelle geben und zur Seite stellen.

Nun die Karotten in die Küchenmaschine oder den Mixer geben. Pürieren und zu den Haferflocken geben. Gut verrühren und in der Mikrowelle bis zur gewünschten Temperatur erwärmen.

Vor dem Servieren mit Nüssen und Leinsamen bestreuen.

Guten Appetit!

Nährwertangaben pro Portion: Kcal: 322, Proteine: 11,2 g, Kohlenhydrate: 49,6 g, Fette: 9,6 g

7.   Forelle mit Pasta

Zutaten:

450 g Forellenfilet

225 g Pasta

230 g Tomatensoße

2 EL natives Olivenöl extra

1 EL Balsamico-Essig

2 Knoblauchzehen, gewürfelt

1 TL italienische Gewürze

¼ TL getrockneter Oregano, gemahlen

1 EL frische Petersilie, fein gehackt

1 EL Zitronensaft, frisch gepresst

Zubereitung:

Pasta nach den Angaben auf der Packung kochen. Pasta abtropfen und zur Seite stellen.

Öl in einer großen Bratpfanne bei mittlerer Hitze erwärmen. Knoblauch zugeben und für 2-3 Minuten andünsten oder bis er glasig ist. Nun Fischfilet zugeben und mit Balsamico-Essig, italienischer Gewürzmischung, Oregano und Zitronensaft bestreuen. Filets für 5 Minuten auf jeder Seite anbraten oder bis sie gar sind. Vom Herd nehmen.

Nun die Pasta auf eine Servierplatte geben und die Fischfilets drauf legen. Mit Petersilie bestreuen und sofort servieren.

Nährwertangaben pro Portion: Kcal: 458, Proteine: 37,6 g, Kohlenhydrate: 35,1 g, Fette: 18,1 g

8. Erdbeer-Spinat-Salat

Zutaten:

280 g frischer Spinat, grob gehackt

200 g Erdbeeren, gewürfelt

1 mittelgroße Gurke, geschnitten

2 EL Mandeln, grob gehackt

2 EL Orangensaft, frisch gepresst

1 EL natives Olivenöl extra

1 EL Honig

Zubereitung:

Mandeln, Orangensaft, Öl und Honig in einer mittelgroßen Schüssel vermengen. Gut rühren und zur Seite stellen.

Spinat gründlich unter kaltem, fließendem Wasser waschen. Abtropfen und grob hacken. Zur Seite stellen.

Erdbeeren waschen und in mundgerechte Stücke schneiden. Zur Seite stellen.

Gurke waschen und in dünne Scheiben schneiden. Zur Seite stellen.

Nun Spinat, Erdbeeren und Gurke in einer Salatschüssel vermengen. Gut umrühren und dann mit der hergestellten Soße beträufeln. Gut vermengen und vor dem Servieren für 20 Minuten kalt stellen.

Guten Appetit!

Nährwertangaben pro Portion: Kcal: 141, Proteine: 4,6 g, Kohlenhydrate: 18,4 g, Fette: 7,3 g

9. Kidneybohneneintopf

Zutaten:

280 g rote Kidneybohnen, über Nacht eingeweicht

200 g Tomaten aus der Dose, gewürfelt

1 EL Tomatenmark

1 mittelgroße Paprika

1 EL Olivenöl

1 kleine Zwiebel, fein gewürfelt

2 Knoblauchzehen, zerdrückt

1 mittelgroße Kartoffel, gewürfelt

480 ml Wasser

Zubereitung:

Die Bohnen über Nacht einweichen. Gut abtropfen und mit kaltem Wasser abwaschen. Erneut abtropfen und zur Seite stellen.

Bohnen in einen großen Topf geben und 720 ml Wasser hinzugeben. Zum Kochen bringen und für 15 Minuten kochen. Vom Herd nehmen, abtropfen und zur Seite stellen.

Kartoffel schälen und in Stücke schneiden. In einen Topf mit kochendem Wasser geben und für 5 Minuten kochen. Vom Herd nehmen und gut abgießen. Zur Seite stellen.

Öl in einem dickbodigen Topf bei mittlerer Temperatur erwärmen. Zwiebeln und Knoblauch hinzufügen und für 3-4 Minuten anbraten oder bis sie glasig sind.

Nun alle anderen Zutaten in den Topf geben und zum Kochen bringen. Mit einem Deckel zudecken und die Temperatur runter drehen. Für 30 Minuten kochen und vom Herd nehmen.

Warm servieren.

Nährwertangaben pro Portion: Kcal: 227, Proteine: 12,1 g, Kohlenhydrate: 39,8 g, Fette: 3 g

10. Thunfischsteaks mit Kirschtomaten

Zutaten:

900 g Thunfischsteaks

3 Knoblauchzehen, zerdrückt

4 EL natives Olivenöl extra

1 TL frischer Koriander, fein gehackt

1 EL frischer Rosmarin, fein gehackt

2 EL Zitronensaft, frisch gepresst

¼ TL schwarzer Pfeffer, frisch gemahlen

180 g Kirschtomaten, halbiert

Zubereitung:

Thunfischsteaks unter kaltem, fließendem Wasser waschen und mit Küchenpapier trocken tupfen.

Öl, Knoblauch, Koriander, Rosmarin, Zitronensaft und Pfeffer in einer kleinen Schüssel mischen. Weiterrühren bis alles gut vermengt ist. Diese Mischung über die Thunfischsteaks verteilen.

Den Grill auf mittlere Temperatur vorheizen. Steaks für ca. 5-7 Minuten auf jeder Seite grillen oder bis es den gewünschten Garheitsgrad erreicht hat. Thunfischsteaks mit frischen Kirschtomaten servieren.

Nährwertangaben pro Portion: Kcal: 369, Proteine: 45,7 g, Kohlenhydrate: 2,2 g, Fette: 19 g

11.   Cremiger Brombeersalat

Zutaten:

145 g frische Brombeeren

200 g Erdbeeren, halbiert

1 großer Granny Smith Apfel, in mundgerechte Stücke geschnitten

1 große Gurke, geschnitten

230 g Sauerrahm, fettarm

1 EL roher Honig

2 EL Olivenöl

2 EL Mandeln, grob gehackt

1 EL Walnüsse, grob gehackt

Zubereitung:

Früchte und Gemüse waschen und vorbereiten.

Sauerrahm, Mandeln, Walnüsse, Honig und Öl in einer mittelgroßen Schüssel vermengen. Zur Seite stellen, damit sich das Aroma voll entfalten kann.

Nun Brombeeren, Erdbeeren, Apfel und Gurke in eine große Salatschüssel geben. Sauerrahm-Mischung zugeben und gut verrühren damit alle Zutaten bedeckt sind.

Vor dem Servieren für 15 Minuten kalt stellen und genießen!

Nährwertangaben pro Portion: Kcal: 296, Proteine: 4,3 g, Kohlenhydrate: 24,3 g, Fette: 22,2 g

12. Gegrillter Lachs mit Kartoffeln

Zutaten:

900 g Lachsfilet

2 große Kartoffeln, in mundgerechte Stücke geschnitten

3 EL Zitronensaft, frisch gepresst

3 Knoblauchzehen, zerdrückt

1 EL frischer Basilikum, fein gehackt

1 EL frischer Rosmarin, fein gehackt

4 EL Olivenöl

¼ TL schwarzer Pfeffer, gemahlen

Zubereitung:

Filets unter kaltem, fließendem Wasser waschen und mit Küchenpapier trocken tupfen. Zur Seite stellen.

Kartoffel schälen und in mundgerechte Stücke schneiden. Kartoffeln in einen Topf mit kochendem Wasser geben und für ca. 15 Minuten kochen, oder bis sie weich sind. Vom Herd nehmen und abgießen. Zur Seite stellen.

Öl, Knoblauch, Rosmarin, Basilikum, Zitronensaft und Pfeffer in einer großen Schüssel mischen. Gut verrühren und zur Seite stellen.

Den Grill auf mittlere Temperatur vorheizen. Die Filetstücke vorsichtig mit der Soße bestreichen und auf den Grill geben.

Für ca. 2-3 Minuten auf der Seite grillen oder bis sie den gewünschten Garheitsgrad erreicht haben. Vom Grill nehmen und auf eine Servierplatte geben. Kartoffeln zugeben und mit der restlichen Soße beträufeln. Sofort servieren.

Nährwertangaben pro Portion: Kcal: 388, Proteine: 31,6 g, Kohlenhydrate: 20,4 g, Fette: 20,9 g

13. Cremige Lauchsuppe

Zutaten:

125 g Lauch, gewürfelt

1 mittelgroße Kartoffel

1 große Karotte, gewürfelt

240 ml Hühnerbrühe, ungesalzen

240 ml Milch, fettarm

225 g Spinat, fein gehackt

1 EL Petersilie, fein gehackt

¼ TL schwarzer Pfeffer, gemahlen

Zubereitung:

Gemüse waschen und vorbereiten. Lauch, Spinat und Sellerie in einen Topf mit kochendem Wasser geben. Für 3 Minuten kochen und vom Herd nehmen. Gut abtropfen und zur Seite stellen.

Kartoffeln in einen Topf mit kochendem Wasser geben und für 5 Minuten kochen, oder bis sie leicht weich sind. Vom Herd nehmen und gut abgießen. Zur Seite stellen.

Nun Lauch, Kartoffel, Karotte und Spinat in einen dickbodigen Topf geben. Hühnerbrühe und Milch zugeben. Mit Pfeffer und Petersilie bestreuen. Zum Kochen bringen und auf kleinster Stufe weiterkochen. Für 15 Minuten köcheln und vom Herd nehmen.

Warm servieren.

Nährwertangaben pro Portion: Kcal: 89, Proteine: 4 g, Kohlenhydrate: 17,8 g, Fette: 0,3 g

14.   Bananen-Mandel-Smoothie

Zutaten:

1 große Banane, gewürfelt

2 EL Mandeln

230 g griechischer Joghurt

1 kleine Karotte, geschnitten

1 TL Vanilleextrakt

Zubereitung:

Bananen schälen und in kleine Stücke schneiden. Zur Seite stellen.

Karotten schälen und in dünne Scheiben schneiden. Zur Seite stellen.

Nun Banane, Karotten, Mandeln, Joghurt und Vanilleextrakt in die Küchenmaschine oder den Mixer geben. Rühren bis es schön sämig ist und in Gläsern anrichten. Mit ein paar Mandeln bestreuen und vor dem Servieren etwas Eis zugeben.

Guten Appetit!

Nährwertangaben pro Portion: Kcal: 202, Proteine: 14,3 g, Kohlenhydrate: 24,4 g, Fette: 5,6 g

15.   Shiitakepilze-Kohlblätter

Zutaten:

145 g Shiitakepilze, gewürfelt

200 g Kohlblätter, gehackt

2 Knoblauchzehen, gewürfelt

2 EL natives Olivenöl extra

2 EL Zitronensaft, frisch gepresst

1 EL Dijonsenf

¼ TL schwarzer Pfeffer

120 ml Hühnerbrühe, ungesalzen

Zubereitung:

1 EL Olivenöl, Knoblauch, Zitronensaft, Senf und Pfeffer in eine mittelgroße Schüssel geben. Verrühren bis es gut vermischt ist und zur Seite stellen.

Restliches Öl in einem großen Topf mit Antihaft-Beschichtung bei mittlerer Temperatur erwärmen. Pilze zugeben und für 10 Minuten kochen. Pilze in eine Schüssel geben und die Pfanne zurückstellen.

Hühnerbrühe und Knoblauch in die Pfanne geben. Zum Kochen bringen und dann Kohlblätter zugeben. Für 5 Minuten kochen und dann Temperatur runter drehen. Pilze zugeben und für weitere 2 Minuten kochen. Vom Herd nehmen und auf eine Servierplatte geben. Soße drüber geben und sofort servieren.

Nährwertangaben pro Portion: Kcal: 185, Proteine: 4 g, Kohlenhydrate: 14,5 g, Fette: 14 g

16. Putenbrust mit Zucchini

Zutaten:

450 g Putenbrust, ohne Haut und ohne Knochen

1 große Zucchini, geschält and gewürfelt

3 Knoblauchzehen, gehackt

1 kleine Zwiebel, fein gewürfelt

3 EL natives Olivenöl extra

¼ TL schwarzer Pfeffer, gemahlen

Zubereitung:

Zucchini schälen und halbieren. Kerne entfernen und in kleine Stücke schneiden. In einen Topf mit kochendem Wasser geben und für 5 Minuten kochen, oder bis sie weich sind. Zur Seite stellen.

Nun Öl in einer großen Bratpfanne bei mittlerer Hitze erwärmen. Knoblauch und Zwiebeln zugeben und für 3 Minuten kochen, oder bis sie glasig sind. Putenbrust zugeben und für 10 Minuten weiterkochen, gelegentlich umrühren. Zucchini zugeben und etwas Pfeffer drüberstreuen. Für weitere 3 Minuten kochen und vom Herd nehmen.

Sofort servieren.

Nährwertangaben pro Portion: Kcal: 232, Proteine: 20,7 g, Kohlenhydrate: 9,9 g, Fette: 12,6 g

17.   Fettarmer Garneleneintopf mit Rosenkohl

Zutaten:

450 g große Garnelen, geputzt und entdarmt

200 g Rosenkohl, geschnitten

140 g Okra

2 kleine Karotten, geschnitten

85 g Babymais

480 ml Hühnerbrühe

2 große Tomaten, gewürfelt

2 EL Tomatenmark

½ TL Chili, gemahlen

¼ TL schwarzer Pfeffer, frisch gemahlen

100 ml Olivenöl

1 EL Balsamico-Essig

1 EL frischer Rosmarin, fein gehackt

1 kleine Selleriestange, zur Dekoration

2 EL Sauerrahm

Zubereitung:

Garnelen unter kaltem, fließendem Wasser waschen und mit Küchenpapier trocken tupfen. Zur Seite stellen.

3 EL Olivenöl, Balsamico-Essig, Rosmarin und Pfeffer in eine große Schüssel geben. Gut verrühren und die Garnelen zugeben. Gut vermengen und vor dem Servieren für 20 Minuten kalt stellen, damit die Garnelen das Aroma aufnehmen.

In der Zwischenzeit Gemüse waschen und vorbereiten. Die äußere Schale des Rosenkohls entfernen und Karotten schneiden.

Nun, restliches Öl in einem dickbodigen Topf bei mittlerer Temperatur erwärmen. Rosenkohl, Okra, Karotten und Sellerie zugeben. Für 5 Minuten andünsten. Tomaten, Tomatenmark und Chili zugeben. Mit etwas Pfeffer bestreuen und gut vermengen. Für weitere 3 Minuten kochen.

Garnelen abtropfen und in den Topf geben. 480 ml Wasser zugeben und gut verrühren. Temperatur runter drehen und für 15 Minuten kochen. Mais zugeben und für weitere 3 Minuten kochen. Vom Herd nehmen und auf eine Servierplatte geben. Mit Sauerrahm garnieren und etwas von der Marinade drüber geben.

Nährwertangaben pro Portion: Kcal: 193, Proteine: 15,7 g, Kohlenhydrate: 20,1 g, Fette: 7,2 g

18.   Thunfisch mit Süßkartoffeln

Zutaten:

450 g Thunfischfilet

4 EL Olivenöl

1 EL Balsamico-Essig

2 EL Zitronensaft

1 EL Mandeln, geröstet

¼ TL schwarzer Pfeffer, gemahlen

1 mittelgroße Süßkartoffel

Zubereitung:

Olivenöl, Essig, Zitronensaft, Mandeln und Pfeffer in eine mittelgroße Schüssel geben. Gut rühren und zur Seite stellen, damit sich das Aroma voll entfalten kann.

Kartoffel schälen und in Stücke schneiden. In einen Topf mit kochendem Wasser geben. Für 20 Minuten kochen oder bis es zart ist. Vom Herd nehmen und zur Seite stellen.

Den Elektrogrill auf mittlere Temperatur vorheizen. Die Thunfischfilets mit Marinade bestreichen und für ca. 2-3 Minuten auf jeder Seite grillen.

Mit Kartoffeln auf einem Servierteller anrichten. Mit Marinade beträufeln und sofort servieren.

Nährwertangaben pro Portion: Kcal: 491, Proteine: 41,4 g, Kohlenhydrate: 8,7 g, Fette: 32 g

19.   Ananas-Salat

Zutaten:

225 g Ananasstücke

1 große Mango, gewürfelt

50 g Eisbergsalat, gerupft

225 g frischer Spinat, gerupft

100 g Heidelbeeren

4 EL Orangensaft, frisch gepresst

2 EL Zitronensaft

1 EL Honig

2 EL Walnüsse, grob gehackt

Zubereitung:

Orangensaft, Zitronensaft, Honig und Walnüsse n eine kleine Schüssel geben. Verrühren bis es gut vermischt ist und zur Seite stellen, damit sich das Aroma voll entfalten kann. Zur Seite stellen.

Früchte und Gemüse waschen und vorbereiten.

Ananas und Mango schälen, klein schneiden und zur Seite stellen.

Salat und Spinat in ein großes Sieb geben und unter kaltem, fließendem Wasser waschen. Mit den Händen rupfen und zur Seite stellen.

Heidelbeeren waschen und mit Ananas, Mango, Salat und Spinat in eine große Salatschüssel geben. Mit Marinade beträufeln und vor dem Servieren für 15 Minuten kalt stellen.

Guten Appetit!

Nährwertangaben pro Portion: Kcal: 192, Proteine: 3,5 g, Kohlenhydrate: 40,5 g, Fette: 3,9 g

20.   Cremiger Quinoa mit Datteln

Zutaten:

190 g Quinoa, vorgekocht

45 g Datteln, gehackt

1 EL Cashewnüsse, grob gehackt

1 TL Kürbiskerne

¼ TL Zimt, gemahlen

240 ml Milch, fettarm

1 EL Honig

Zubereitung:

Quinoa in einen großen Topf geben. 720 ml Wasser hinzugeben und zum Kochen bringen. Temperatur runter drehen und für 15 Minuten kochen. Vom Herd nehmen und abgießen. Einmal umrühren und zur Seite stellen.

Nun Quinoa, Datteln, Zimt, Cashewnüsse, Milch und Honig in einer mittelgroßen Schüssel vermengen. Gut verrühren und in Servierschüsseln geben.

Mit Kürbiskernen garnieren und sofort servieren.

Nährwertangaben pro Portion: Kcal: 192, Proteine: 3,5 g, Kohlenhydrate: 40,5 g, Fette: 3,9 g

21.   Kirsch-Muffins

Zutaten:

240 g Buchweizenmehl

200 g Kirschen, entsteint

3 TL Backpulver

240 ml Milch, fettarm

6 EL Frischkäse, fettarm

1 EL flüssiger Honig

2 große Eier

1 große Birne, geschält, entkernt und klein gewürfelt

Zubereitung:

Den Ofen auf 400°F (200°C) vorheizen.

Mehl und Backpulver in einer mittelgroßen Schüssel vermengen. Gut rühren und zur Seite stellen.

Kirschen und Birne waschen. Kirschen halbieren und Kern entfernen. Birne schälen und Kerne entfernen. In mundgerechte Stücke schneiden und zur Seite stellen.

Nun Birne, Kirschen, Eier, Milch und Honig in einer großen Schüssel vermengen. Gut verrühren und die Mischung über die Mehlmischung geben. Gut verrühren bis ein schöner Teig entsteht.

Muffinform mit etwas Öl einfetten und die Mischung löffelweise gleichmäßig verteilen. Jeden Muffin mit Frischkäse garnieren.

In den Ofen schieben und für 25 Minuten backen oder bis sie fertig sind. Aus dem Ofen nehmen und zum Abkühlen zur Seite stellen.

Warm servieren.

Nährwertangaben pro Portion: Kcal: 278, Proteine: 9,4 g, Kohlenhydrate: 47,5 g, Fette: 7,3 g

22.   Erdbeer-Bananen-Smoothie

Zutaten:

200 g Erdbeeren

1 große Banane

240 ml Milch, fettarm

1 EL Kürbiskerne

1 TL Vanilleextrakt

Zubereitung:

Erdbeeren unter kaltem, fließendem Wasser waschen und halbieren. In die Küchenmaschine geben.

Banane schälen und in Stücke schneiden. Mit Milch und Vanilleextrakt in die Küchenmaschine geben. Für 2 Minuten vermengen oder bis es cremig und gleichmäßig ist.

In Gläsern anrichten und mit Kürbiskerne bestreuen. Vor dem Servieren für 15 Minuten kalt stellen oder etwas Eis zugeben.

Guten Appetit!

Nährwertangaben pro Portion: Kcal: 116, Proteine: 4,2 g, Kohlenhydrate: 18,7 g, Fette: 3,3 g

23. Sellerie-Muskatnuss-Omelet

Zutaten:

230 g Sellerie, fein gewürfelt

1 große rote Zwiebel, gewürfelt

¼ TL Muskatnuss, gemahlen

6 große Eier

1 EL Milch, fettarm

1 EL Olivenöl

Zubereitung:

Eier, Muskatnuss und Milch in einer mittelgroßen Schüssel vermischen. Zur Seite stellen.

Sellerie und Zwiebel waschen und vorbereiten. Zur Seite stellen.

Öl in einer großen Bratpfanne mit Antihaft-Beschichtung bei mittlerer Hitze erwärmen. Zwiebeln zugeben und für 2 Minuten unter Rühren anbraten. Nun Sellerie zugeben und für weitere 2 Minuten kochen.

Eier-Mischung zugeben und für 3-4 Minuten kochen oder bis die Eier fertig sind. Das Omelet falten und aus der Pfanne nehmen.

Sofort servieren.

Nährwertangaben pro Portion: Kcal: 212, Proteine: 13,5 g, Kohlenhydrate: 6,8, Fette: 14,9 g

24. Cremige Lauch-Artischoken-Suppe

Zutaten:

450 g Lauch, gewürfelt

1 mittelgroße Zwiebel

135 g Artischocken, gewürfelt

1 EL Olivenöl

1 EL frische Petersilie, fein gehackt

720 ml Gemüsebrühe, ungesalzen

2 EL Zitronensaft, frisch gepresst

¼ TL schwarzer Pfeffer, gemahlen

Zubereitung:

Öl in einem dickbodigen Topf bei mittlerer Temperatur erwärmen. Zwiebeln zugeben und unter Rühren für ca. 2-3 Minuten anbraten.

Nun Lauch, Artischoke und Zitronensaft zugeben. Gut verrühren und für 2 Minuten kochen. Gemüsebrühe zugeben und mit etwas Pfeffer für den Geschmack bestreuen. Erneut rühren und für 15 Minuten kochen. Vom Herd nehmen.

Mit einem großen Sieb die ganze Flüssigkeit in einen anderen Topf geben. Gemüse in die Küchenmaschine geben und pürieren bis es cremig ist. In den Topf mit der Brühe zurück geben. Für 4-5 Minuten erwärmen und sofort servieren.

Nährwertangaben pro Portion: Kcal: 102, Proteine: 4,5 g, Kohlenhydrate: 15,4 g, Fette: 4,5 g

25. Ofengebackenes Kalbfleisch mit Karotten

Zutaten:

450 g fettarmes Kalbfleisch, in mundgerechte Stücke geschnitten

1 EL Buchweizenmehl

2 EL Olivenöl

1 mittelgroße Karotte, gewürfelt

230 g Tomatensoße

1 EL Balsamico-Essig

¼ TL schwarzer Pfeffer, frisch gemahlen

1 EL frischer Thymian, fein gehackt

Zubereitung:

Den Ofen auf 400°F (200°C) vorheizen.

Mehl, Essig, Tomatensoße, Essig und 1 EL Olivenöl vermengen. Gut verrühren und zur Seite stellen.

Ein großes Backblech mit Öl einfetten. Fleischstücke gleichmäßig darauf verteilen. Mit Pfeffer und Thymian bestreuen und die Gewürze mit der Hand ins Fleisch reiben. Karottenscheiben zwischen die Fleischstücke stecken und in den Ofen geben.

Für ca. 15 Minuten backen und dann die Tomatensoße-Mischung zugeben. Gleichmäßig verteilen und für weitere 5 Minuten backen. Aus dem Ofen nehmen und warm servieren.

Nährwertangaben pro Portion: Kcal: 102, Proteine: 4,5 g, Kohlenhydrate: 15,4 g, Fette: 4,5 g

26. Aprikosen-Haferbrei mit Leinsamen

Zutaten:

4 mittelgroße Aprikosen, gewürfelt

240 ml Milch, fettarm

1 EL Honig

1 EL Leinsamen

80 g Haferflocken

Zubereitung:

Aprikosen waschen und halbieren. Kerne entfernen und in kleine Stücke schneiden. In einen großen Topf geben und 480 ml Wasser zugeben. Zum Kochen bringen und für 2 Minuten kochen. Vom Herd nehmen und abgießen. Zum Abkühlen zur Seite stellen.

Haferflocken, Milch, Honig und Leinsamen vermengen. Gut verrühren und in die Mikrowelle geben. Für 1 Minuten erwärmen und dann Aprikosen unterrühren.

Sofort servieren.

Nährwertangaben pro Portion: Kcal: 300, Proteine: 11 g, Kohlenhydrate: 51 g, Fette: 6,7 g

27.   Putenbrust mit Rucolacreme

Zutaten:

450 g Putenbrust, ohne Haut und ohne Knochen

20 g frischer Rucola, gehackt

1 große Tomate, gewürfelt

3 EL Olivenöl

2 EL Zitronensaft, frisch gepresst

½ TL schwarzer Pfeffer, frisch gemahlen

1 TL getrockneter Thymian, gemahlen

Zubereitung:

Rucola, Tomaten, Zitronensaft und Pfeffer in einer großen Schüssel mischen. Gut verrühren und in einen Mixer geben. Bearbeiten bis es cremig ist und zur Seite stellen.

Öl in einer großen Bratpfanne mit Antihaft-Beschichtung bei mittlerer Hitze erwärmen. Putenbrust zugeben und mit Thymian bestreuen. Für ca. 4-5 Minuten auf jeder Seite braten oder bis sie den gewünschten Garheitsgrad erreicht haben.

Auf einem Servierteller geben und die Rucolacreme drüber geben. Mit Zitronenspalten servieren oder etwas Zitronenschale drüber geben. Dies ist optional.

Guten Appetit!

Nährwertangaben pro Portion: Kcal: 294, Proteine: 26,7 g, Kohlenhydrate: 9,6 g, Fette: 16,8 g

28.   Süßkartoffel-Pasta

Zutaten:

450 g Vollkorn-Penne

2 große Tomaten, gewürfelt

3 EL Tomatenmark

2 mittelgroße Süßkartoffeln, gewürfelt

2 EL Sauerrahm

1 EL Balsamico-Essig

1 TL getrockneter Oregano

½ TL italienische Gewürze

1 EL frische Petersilie, fein gehackt

Zubereitung:

Pasta nach den Angaben auf der Packung kochen. Vom Herd nehmen und gut abgießen. Zur Seite stellen.

Kartoffeln schälen und in kleine Stücke schneiden. In einen Topf mit kochendem Wasser geben und kochen bis sie stichfest sind. Vom Herd nehmen und gut abgießen. Zum Abkühlen zur Seite stellen.

Öl in einer großen Bratpfanne bei mittlerer Hitze erwärmen. Tomaten, Tomatenmark, Oregano und italienische Gewürzmischung zugeben. Gut verrühren und für 2 Minuten kochen. Süßkartoffel and Sauerrahm zugeben. Für weitere 2 Minuten kochen und vom Herd nehmen.

Pasta auf eine Servierplatte geben und mit Tomatensoße garnieren. Mit etwas frischer Petersilie bestreuen und sofort servieren.

Nährwertangaben pro Portion: Kcal: 304, Proteine: 10,4 g, Kohlenhydrate: 59,6 g, Fette: 2,9 g

29.   Paprika-Polenta

Zutaten:

125 g Maisstärke

720 ml Wasser

1 kleine Zwiebel, fein gewürfelt

1 mittelgroße rote Paprika, gewürfelt

1 mittelgroße grüne Paprika, gewürfelt

1 EL Pflanzenöl

115 g Sauerrahm, fettarm

Zubereitung:

Wasser in einen großen Topf geben. Zum Kochen bringen und die Maisstärke vorsichtig einrühren. Für 20 Minuten bei mittlerer Hitze kochen. Ständig rühren bis die Mischung schön angedickt ist. Vom Herd nehmen und zur Seite stellen.

Öl in einer großen Bratpfanne mit Antihaft-Beschichtung bei mittlerer Hitze erwärmen. Zwiebeln zugeben und unter Rühren anbraten bis sie glasig sind. Nun Paprika zugeben und für 5 Minuten kochen oder bis sie weich sind. Vom Herd nehmen und zur Seite stellen.

Polenta auf eine Servierplatte geben und Paprika und Zwiebel löffelweise zugeben. Mit Sauerrahm garnieren und sofort servieren.

Nährwertangaben pro Portion: Kcal: 304, Proteine: 10,4 g, Kohlenhydrate: 59,6 g, Fette: 2,9 g

30. Grüne Bohnen-Rosenkohl-Eintopf

Zutaten:

150 g grüne Bohnen, gewürfelt

100 g Rosenkohl, gewürfelt

480 ml Gemüsebrühe

1 große Karotte, gewürfelt

120 g Süßkartoffel, gewürfelt

1 große Tomate, gewürfelt

2 EL Tomatenmark

1 TL Cayennepfeffer, gemahlen

¼ TL schwarzer Pfeffer, gemahlen

2 EL Olivenöl

1 TL getrockneter Thymian, gemahlen

Zubereitung:

Süßkartoffeln in einen Topf mit kochendem Wasser geben. Für 10 Minuten kochen und vom Herd nehmen. Abtropfen und zur Seite stellen.

Öl in einem dickbodigen Topf bei mittlerer Temperatur erwärmen. Rosenkohl, Karotten und grüne Bohnen zugeben. Für 5 Minuten weiterkochen und gelegentlich umrühren. Brühe und Tomaten zugeben. Verrühren und für 10 Minuten kochen. Temperatur runter drehen.

Tomatenmark unterrühren und mit Pfeffer, Cayennepfeffer und Thymian bestreuen.

Für weitere 5 Minuten kochen lassen und vom Herd nehmen.

Guten Appetit!

Nährwertangaben pro Portion: Kcal: 133, Proteine: 4,2 g, Kohlenhydrate: 16,3 g, Fette: 6,5 g

31.   Forelle mit Kartoffelpüree

Zutaten:

450 g Forellenfilet

120 g Süßkartoffel, gewürfelt

50 g Frühlingszwiebeln, fein gehackt

3 EL Olivenöl

2 EL Zitronensaft, frisch gepresst

3 Knoblauchzehen, zerdrückt

½ TL schwarzer Pfeffer, gemahlen

1 EL frischer Rosmarin, fein gehackt

1 TL Balsamico-Essig

Zubereitung:

Kartoffeln in einen Topf mit kochendem Wasser geben und für 10 Minuten kochen. Vom Herd nehmen und gut abgießen. Zur Seite stellen.

Olivenöl, Zitronensaft, Knoblauch, Pfeffer und Rosmarin in eine kleine Schüssel geben. Gut verrühren und zur Seite stellen.

Den Grill auf mittlere Temperatur vorheizen. Filets mit Marinade bestreichen und für 3-4 Minuten auf jeder Seite grillen. Gelegentlich einpinseln wenn es ausgetrocknet ist. Filets in eine Schüssel geben und zudecken. Zur Seite stellen.

Nun Kartoffeln und restliche Marinade in eine Küchenmaschine geben. Bis es sämig ist und zur Seite stellen.

Filets mit Kartoffelpüree servieren.

Nährwertangaben pro Portion: Kcal: 363, Proteine: 31,3 g, Kohlenhydrate: 13 g, Fette: 20,4 g

32. Wassermelonen-Kohl-Smoothie

Zutaten:

140 g frischer Kohl, gehackt

150 g Wassermelone, gewürfelt

1 TL Kurkuma, gemahlen

1 EL flüssiger Honig

115 g Sauerrahm, fettarm

Zubereitung:

Kohl gründlich unter kaltem, fließendem Wasser waschen. Abtropfen und grob hacken. Zur Seite stellen.

Wassermelone der Länge nach halbieren. Eine große Spalte schneiden und die Schale abschneiden. In Stücke schneiden und die Kerne entfernen. Zur Seite stellen.

Nun Kohl, Wassermelone, Kurkuma, Honig und Sauerrahm in die Küchenmaschine oder den Mixer geben. Bearbeiten bis es gleichmäßig und cremig ist. In Gläsern anrichten und vor dem Servieren 15 Minuten kühl stellen.

Guten Appetit!

Nährwertangaben pro Portion: Kcal: 198, Proteine: 3,4 g, Kohlenhydrate: 21 g, Fette: 12,3 g

33.   Kiwi-Himbeer-Salat

Zutaten:

2 große Kiwis, gewürfelt

125 g Himbeeren

150 g Wassermelone, gewürfelt

1 großer Pfirsich, gewürfelt

2 EL Zitronensaft, frisch gepresst

2 EL Orangensaft, frisch gepresst

2 EL Walnüsse, grob gehackt

Zubereitung:

Orangensaft, Zitronensaft und Walnüsse in eine kleine Schüssel geben. Verrühren und zur Seite stellen.

Pfirsiche waschen und halbieren. Kern entfernt und in mundgerechte Stücke scheiden. Himbeeren unter kaltem, fließendem Wasser waschen. Kiwis schälen und der Länge nach halbieren.

Wassermelone halbieren. Eine große Spalte schneiden und die Schale abschneiden. Kerne entfernen und in den

Messbecher geben. Den Rest in Frischhaltefolie wickeln und kühl stellen.

Nun Kiwis, Himbeeren, Wassermelone und Pfirsich in eine große Salatschüssel geben. Mit Dressing beträufeln und gut verrühren, damit alle Zutaten vermengt sind.

Vor dem Servieren für 15 Minuten kalt stellen.

Nährwertangaben pro Portion: Kcal: 126, Proteine: 3,2 g, Kohlenhydrate: 22,6 g, Fette: 3,9 g

34.   Hühnchen mit braunem Reis

Zutaten:

450 g Hühnerbrust, ohne Haut und ohne Knochen

190 g brauner Reis

25 g Frühlingszwiebeln, fein gehackt

1 kleine Karotte, geschnitten

2 EL Olivenöl

¼ TL Kurkuma, gemahlen

¼ TL schwarzer Pfeffer, gemahlen

¼ TL getrockneter Oregano, gemahlen

Zubereitung:

Reis in einen dickbodigen Topf geben. 720 ml Wasser hinzugeben und zum Kochen bringen. Für 15 Minuten kochen und dann auf niedrige Hitze herunterdrehen. Kurkuma unterrühren und für weitere 2 Minuten kochen. Vom Herd nehmen. Frühlingszwiebeln unterrühren und zur Seite stellen.

Öl in einer großen Bratpfanne bei mittlerer Hitze erwärmen. Zwiebeln und Karotten zugeben und für 3-4 Minuten kochen.

Fleisch zugeben und mit etwas Pfeffer und Oregano bestreuen. Für 4-5 Minuten kochen oder bis es den gewünschten Garheitsgrad erreicht hat. Vom Herd nehmen und auf eine Servierplatte geben.

Hühnerbrust mit Reis servieren und genießen.

Nährwertangaben pro Portion: Kcal: 456, Proteine: 36,6 g, Kohlenhydrate: 38,1 g, Fette: 16,7 g

35.   Grüne Muffins

Zutaten:

240 g Buchweizenmehl

55 g Spinat

1 EL Sauerrahm, fettarm

1 EL Backpulver

240 ml Milch, fettarm

2 große Eier

Zubereitung:

Den Ofen auf 300°F (150°C) vorheizen.

Mehl und Backpulver in einer großen Schüssel vermengen. Zur Seite stellen.

Eier, Sauerrahm und Milch in einer separaten Schüssel verquirlen. Gut rühren und zur Seite stellen.

Mit einem Elektrorührgerät die Eiermasse vorsichtig in die Mehlmischung rühren. Zum Schluss Spinat zugeben und vermengen bis ein schöner gleichmäßiger Teig entsteht.

Die Mischung löffelweise in die Muffinsform geben. Im Ofen für ca. 20-25 Minuten backen oder bis sie fertig sind.

Warm servieren.

Nährwertangaben pro Portion: Kcal: 185, Proteine: 8,6 g, Kohlenhydrate: 31,7 g, Fette: 4,2 g

36.   Tomaten-Auberginen-Eintopf

Zutaten:

2 große Tomaten, geschält und gewürfelt

1 kleine Aubergine, gewürfelt

1 mittelgroße rote Paprika, gewürfelt

120 g Süßkartoffel, gewürfelt

2 Knoblauchzehen, zerdrückt

3 EL Olivenöl

½ TL schwarzer Pfeffer, gemahlen

1 TL Salz

Zubereitung:

Auberginen schälen und in kleine Stücke schneiden. In eine großen Schüssel geben und großzügig mit Salz bestreuen. Für 15 Minuten zur Seite stellen, damit die Auberginen die Bitterkeit verlieren. Gut waschen und mit einem Küchenpapier trocken tupfen. Zur Seite stellen.

Das andere Gemüse waschen, schälen und schneiden. Auberginen gut abwaschen und in den Schongarer mit dem anderen Gemüse geben. Mit Pfeffer bestreuen und Wasser zugeben bis alle Zutaten bedeckt sind.

Zudecken und für 2 Stunden bei niedriger Hitze kochen, gelegentlich umrühren.

Nährwertangaben pro Portion: Kcal: 153, Proteine: 2,3 g, Kohlenhydrate: 18,9 g, Fette: 8,8 g

37.   Mariniertes Makrelenfilets

Zutaten:

450 g Makrelenfilets

4 Knoblauchzehen, zerdrückt

2 EL frische Petersilie, fein gehackt

100 ml Olivenöl

2 EL Zitronensaft, frisch gepresst

¼ TL schwarzer Pfeffer, frisch gemahlen

1 EL frischer Rosmarin, fein gehackt

1 TL Balsamico-Essig

Zubereitung:

Knoblauch, Öl, Zitrone, Pfeffer, Rosmarin und Essig in eine große Schüssel geben. Gut verrühren und die Filets in diese Marinade legen. Mit Frischhaltefolie bedecken und für 30 Minuten kühl stellen.

Den Grill auf mittlere Temperatur vorheizen. Die Filets abtropfen und die Marinade aufbewahren. Für 4-5 Minuten auf jeder Seite grillen oder bis sie den gewünschten Garheitsgrad erreicht haben.

Fisch mit etwas gedämpften oder gegrillten Gemüse servieren.

Nährwertangaben pro Portion: Kcal: 490, Proteine: 36,5 g, Kohlenhydrate: 2,5 g, Fette: 36,6 g

38.   Grüne Cremesuppe

Zutaten:

180 g frischer Brokkoli, gewürfelt

325 g Blumenkohl, gehackt

4 EL frische Petersilie, fein gehackt

¼ TL Chili, gemahlen

1 TL getrockneter Thymian, gemahlen

120 ml Milch, fettarm

Zubereitung:

Brokkoli und Blumenkohl in einen dickbodigen Topf geben. Genug Wasser hinzugeben bis alle Zutaten bedeckt sind und zum Kochen bringen. Für 5 Minuten kochen oder bis es gar ist. Vom Herd nehmen und gut abgießen. Zum Abkühlen zur Seite stellen.

Gekochten Brokkoli und Blumenkohl in einen Mixer geben. 120 ml Wasser geben und mit Chili bestreuen. Mixen bis sie püriert sind und in einen sauberen dickbodigen Topf geben.

480 ml Wasser zugeben und mit fein gehackter Petersilie bestreuen. Zum Kochen bringen und auf kleinster Stufe

weiterkochen. Für 2 Minuten kochen. Milch zugeben und gut verrühren. Kochen bis es komplett heiß ist.

Warm servieren.

Nährwertangaben pro Portion: Kcal: 490, Proteine: 36,5 g, Kohlenhydrate: 2,5 g, Fette: 36,6 g

39.   Frischer Mediterraner Salat

Zutaten:

2 große Tomaten, gewürfelt

75 g Römersalat, grob gehackt

1 große grüne Paprika, geschnitten

1 kleine rote Zwiebel, geschnitten

1 kleine Gurke, geschnitten

1 EL Balsamico-Essig

3 EL natives Olivenöl extra

1 EL frische Petersilie, fein gehackt

1 TL italienische Gewürze

Zubereitung:

Tomaten waschen und in eine große Salatschüssel geben. In mundgerechte Stücke scheiden.

Salat gründlich unter kaltem, fließendem Wasser waschen und abtropfen. Grob hacken und in die Schüssel geben.

Die grüne Paprika waschen und halbieren. Kerne entfernen, schneiden und in die Schüssel geben.

Zwiebeln schälen und dünn schneiden. In die Schüssel geben und zur Seite stellen.

Gurke waschen, in dünne Scheiben schneiden und in die Schüssel geben.

Nun Balsamico-Essig, Olivenöl, Petersilie und italienische Gewürzmischung vermengen. Gut verrühren und über den Salat geben. Gut verrühren damit alle Zutaten bedeckt sind.

Vor dem Servieren für 15 Minuten kühl stellen und genießen.

Nährwertangaben pro Portion: Kcal: 238, Proteine: 1,9 g, Kohlenhydrate: 10,7 g, Fette: 10,9 g

40. Gegrilltes Kalbfleisch mit Avocados und Champignons

Zutaten:

450 g fettarmes Kalbfleisch, in mundgerechte Stücke geschnitten

110 g Steinchampignons, gewürfelt

150 g Avocado, geschält und gewürfelt

36 g Feldsalat

1 mittelgroße Tomate, gewürfelt

1 TL getrockneter Thymian, gemahlen

¼ TL schwarzer Pfeffer, gemahlen

3 EL Olivenöl

Zubereitung:

Fleisch gut waschen und mit einem Küchenpapier trocken tupfen. In mundgerechte Stücke schneiden und zur Seite stellen.

Öl in einem großen Topf mit Antihaft-Beschichtung bei mittlerer Temperatur erwärmen. Fleisch zugeben und mit etwas Pfeffer bestreuen. Für 5 Minuten kochen und dann

Champignons zugeben. Mit Thymian bestreuen und für weitere 7-10 Minuten kochen oder bis es den gewünschten Garheitsgrad erreicht hat. Vom Herd nehmen und zur Seite stellen.

Nun Avocado, Tomaten und Salat auf einem Servierteller anrichten. Fleisch und Champignons zugeben und sofort servieren.

Nährwertangaben pro Portion: Kcal: 373, Proteine: 29,1 g, Kohlenhydrate: 5,7 g, Fette: 26,3 g

41. Spinat-Karotten-Salat

Zutaten:

2 große Karotten, geschnitten

110 g frischer Spinat, gerupft

1 große Tomate, gewürfelt

55 g Heidelbeeren

4 EL Zitronensaft, frisch gepresst

2 EL Orangensaft, frisch gepresst

¼ TL Kreuzkümmel, gemahlen

1 TL gelber Senf

Zubereitung:

Orangensaft, Zitronensaft, Kreuzkümmel und gelben Senf in eine kleine Schüssel geben. Gut verrühren und zur Seite stellen.

Karotten, Spinat, Tomaten und Heidelbeeren in einer großen Salatschüssel vermengen. Einmal verrühren und dann mit Marinade beträufeln. Dann noch einmal gut verrühren.

Vor dem Servieren für 10 Minuten kalt stellen.

Guten Appetit!

Nährwertangaben pro Portion: Kcal: 81, Proteine: 2,3 g, Kohlenhydrate: 17,5 g, Fette: 0,7 g

42. Walnuss-Haferbrei

Zutaten:

1 EL Walnüsse, grob gehackt

80 g Haferflocken

240 ml Wasser

1 EL Honig

45 g Datteln, gehackt

115 g Sauerrahm, fettarm

Zubereitung:

Wasser und Haferflocken in einem kleinen Topf bei mittlerer Hitze vermischen. Zum Kochen bringen und für 2 Minuten kochen. Vom Herd nehmen und zum Abkühlen zur Seite stellen.

Walnüsse, Datteln, Honig und Sauerrahm in eine Schüssel geben. Gekochte Haferflocken unterrühren und in Servierschüsseln geben.

Guten Appetit!

Nährwertangaben pro Portion: Kcal: 397, Proteine: 8,7 g, Kohlenhydrate: 55,9 g, Fette: 17,1 g

43. Granatapfel-Mandel-Smoothie

Zutaten:

1 mittelgroßer Granatapfel

230 g Joghurt, fettarm

2 EL Zitronensaft, frisch gepresst

1 EL Honig

1 EL Mandeln, grob gehackt

Zubereitung:

Mit einem scharfen Messer den Granatapfel oben abschneiden. An jeder weißen Membrane in der Frucht entlang schneiden. Die Kerne in eine Schüssel geben und dann in die Küchenmaschine geben.

Joghurt, Zitronensaft und Honig zugeben. Rühren bis es schön sämig ist und in Gläsern anrichten. Mit Mandeln garnieren und vor dem Servieren für 20 Minuten kalt stellen.

Guten Appetit!

Nährwertangaben pro Portion: Kcal: 190, Proteine: 8,3 g, Kohlenhydrate: 31,2 g, Fette: 3,1 g

44. Hühnchen-Rührei

Zutaten:

280 g Hühnerfilet

4 große Eier

1 kleine Zwiebel, fein gewürfelt

1 mittelgroße rote Paprika, gewürfelt

2 EL Olivenöl

1 EL frische Petersilie, fein gehackt

1 TL getrockneter Thymian, gemahlen

Zubereitung:

Eier und Petersilie in einer mittleren Schüssel verquirlen. Zur Seite stellen.

Öl in einer großen Bratpfanne bei mittlerer Hitze erwärmen. Zwiebeln und Paprika zugeben und für 3 Minuten anbraten oder bis sie weich sind. Hühnchen zugeben und für 5 Minuten weiterkochen, dabei gelegentlich umrühren.

Die Eiermischung drüber gießen und gleichmäßig verteilen. Für ca. 3-4 Minuten kochen oder bis die Eier fertig sind.

Sofort servieren.

Nährwertangaben pro Portion: Kcal: 378, Proteine: 36,5 g, Kohlenhydrate: 6 g, Fette: 23,1 g

45.   Bohnen-Brotaufstrich

Zutaten:

450 g Kidneybohnen, vorgekocht

180 g Zuckermais

2 große Tomaten, gewürfelt

4 EL Tomatenmark

½ TL getrockneter Oregano, gemahlen

3 EL Olivenöl

¼ TL schwarzer Pfeffer, gemahlen

Zubereitung:

Die Bohnen über Nacht einweichen. Waschen, gut abtropfen und in einen großen Topf geben. Ca. 1,4 l Wasser zugeben und zum Kochen bringen. Temperatur runter drehen und für 1 Stunde kochen. Vom Herd nehmen und gut abgießen. Zur Seite stellen.

Nun Öl in einer großen Bratpfanne bei mittlerer Hitze erwärmen. Tomaten, Tomatenmark und ca. 120 ml Wasser zugeben. Mit etwas Pfeffer und Oregano für den Geschmack bestreuen und gut vermengen. Für 5 Minuten kochen und ständig umrühren.

Bohnen in eine Küchenmaschine geben und etwa 2 EL der Tomatemasse und 2 EL Wasser zugeben. Vermischen bis alles gut vermengt ist. Bohnen und Kartoffeln in eine Bratpfanne geben und gut vermischen. Mais zugeben und für weitere 5 Minuten kochen, dabei gelegentlich umrühren.

Vom Herd nehmen und zum Abkühlen zur Seite stellen. Vor dem Servieren für 30 Minuten kalt stellen.

Nährwertangaben pro Portion: Kcal: 268, Proteine: 14,2 g, Kohlenhydrate: 41,8 g, Fette: 6,2 g

46.   Süßkartoffeln mit Kohlblättern

Zutaten:

120 g Süßkartoffel, gewürfelt

100 g Kohlblätter, gehackt

1 große Karotte, geschnitten

1 kleine Zwiebel, fein gewürfelt

2 Knoblauchzehen, zerdrückt

2 EL Olivenöl

Zubereitung:

Kohl gründlich unter kaltem, fließendem Wasser waschen. Grob hacken und zur Seite stellen.

Süßkartoffeln schälen und in mundgerechte Stücke schneiden. Messbecher füllen und den Rest für ein anderes Rezept aufbewahren. Nun Kartoffeln in einen Topf mit kochendem Wasser geben und für ca. 15 Minuten kochen, oder bis sie weich sind. Vom Herd nehmen und abgießen.

Öl in einer großen Bratpfanne bei mittlerer Hitze erwärmen. Knoblauch, Karotten und Zwiebeln zugeben und für 3 Minuten kochen, oder bis die Karotten fast zart sind. Kartoffeln und Kohlblätter zugeben und für weitere 5 Minuten kochen. Vom Herd nehmen und sofort servieren.

Guten Appetit!

Nährwertangaben pro Portion: Kcal: 250, Proteine: 3,4 g, Kohlenhydrate: 29,7 g, Fette: 14,4 g

47. Marinierte Sardinen

Zutaten:

450 g frische Sardinen, gereinigt

1 TL getrocknete Rosmarin, gehackt

1 EL frische Petersilie, fein gehackt

200 ml Olivenöl

2 Knoblauchzehen, zerdrückt

¼ TL schwarzer Pfeffer, gemahlen

2 EL Zitronensaft, frisch gepresst

Zubereitung:

Fisch in ein großes Sieb geben und unter kaltem, fließendem Wasser waschen. Mit einem Küchenpapier trocken tupfen und zur Seite stellen.

Öl, Petersilie, Rosmarin, Knoblauch, Pfeffer und Zitronensaft in eine große Schüssel geben. Gut verrühren und den Fisch in diese Marinade geben. Mit einem Deckel oder einer Frischhaltefolie bedecken und für 1 Stunde kühl stellen.

Den Grill auf mittlere Temperatur vorheizen. Fisch für ca. 3-4 Minuten auf jeder Seite grillen oder bis es den gewünschten Garheitsgrad erreicht hat. Den Fisch während des Grillens mit der Marinade einpinseln.

Vom Grill nehmen und mit etwas Kartoffelsalat oder gedünstetem Gemüse servieren.

Nährwertangaben pro Portion: Kcal: 442, Proteine: 37,5 g, Kohlenhydrate: 1,3 g, Fette: 31,5 g

48.   Grüner Auflauf

Zutaten:

140 g Kohl, gehackt

100 g Kohlblätter, gehackt

1 große Tomate, gewürfelt

110 g Frischkäse, fettarm

120 ml Milch, fettarm

4 große Eier, geschlagen

1 TL getrockneter Oregano, gemahlen

1 EL frische Petersilie, fein gehackt

¼ TL Paprikapulver, gemahlen

Zubereitung:

Den Ofen auf 400°F (200°C) vorheizen.

Als Erstes, Backpapier in eine mittelgroße Auflaufform legen und zur Seite stellen.

Kohlblätter und Kohl in einem Sieb vermengen. Gründlich unter kaltem, fließendem Wasser waschen und abtropfen. Schneiden und in einen großen Topf geben. Ca. 480 ml

Wasser zugeben und zum Kochen bringen. Temperatur runter drehen und für 5 Minuten kochen. Vom Herd nehmen.

Abtropfen und mit den gewürfelten Tomaten in eine Auflaufform geben. Zur Seite stellen.

Nun Eier, Milch und Käse in einer mittleren Schüssel verquirlen. Oregano, Petersilie und Pfeffer drüber streuen und mit einem Elektrorührgerät verquirlen. Masse über das Gemüse verteilen und in den Ofen geben.

Für ca. 20 Minuten backen oder bis es den gewünschten Garheitsgrad erreicht hat. Aus dem Ofen nehmen und vor dem Servieren abkühlen lassen.

Guten Appetit!

Nährwertangaben pro Portion: Kcal: 211, Proteine: 10,8 g, Kohlenhydrate: 7,7 g, Fette: 15,9g

49. Rinderhacksteaks

Zutaten:

450 g fettarmes Rinderhack

40 g Semmelbrösel

2 Scheiben Buchweizenbrot

1 kleine Zwiebel, fein gewürfelt

1 mittelgroße rote Paprika, fein gewürfelt

2 große Eier

2 EL frische Petersilie, fein gehackt

¼ TL schwarzer Pfeffer, gemahlen

Zubereitung:

Den Ofen auf 375°F (190°C) vorheizen. Backpapier auf ein großes Backblech legen und zur Seite stellen.

Brotscheiben für 1 Minute in 120 ml Wasser einweichen. Das Wasser mit den Händen ausdrücken und in eine große Schüssel geben. Fleisch, Zwiebel, rote Paprika, Eier, Petersilie, und Pfeffer zugeben. Gut mit den Händen verrühren und die Masse zu einem schönen Teig vermengen.

Die Brotmischung auf einem großen Backblech verteilen. Kleine Steaks formen und in Semmelbrösel rollen.

Steaks auf dem vorbereiteten Backblech verteilen und in den Ofen geben. Für 30 Minuten backen oder bis sie wie gewünscht sind. Aus dem Ofen nehmen und warm servieren.

Nährwertangaben pro Portion: Kcal: 329, Proteine: 40,2 g, Kohlenhydrate: 16,3 g, Fette: 10,5 g

50. Geschmortes Gemüse

Zutaten:

200 g Kohl, gehackt

200 g Kohlblätter, gehackt

200 g Lauch, gewürfelt

4 Knoblauchzehen, zerdrückt

1 kleine Zwiebel

2 EL Olivenöl

1 EL Balsamico-Essig

¼ TL schwarzer Pfeffer, gemahlen

Zubereitung:

Kohl, Kohlblätter und Lauch in ein großes Sieb geben. Gründlich unter kaltem, fließendem Wasser waschen und gut abtropfen. Hacken und zur Seite stellen.

Gemüse in einen großen Topf geben. Wasser hinzugeben bis alle Zutaten bedeckt sind und zum Kochen bringen. Für 2 Minuten kochen und dann vom Herd nehmen. Abtropfen und zur Seite stellen.

Öl in einer großen Bratpfanne bei mittlerer Hitze erwärmen. Zwiebeln und Knoblauch zugeben und unter Rühren anbraten bis sie glasig sind. Nun das Gemüse zugeben und mit Essig beträufeln. Mit etwas Pfeffer für den Geschmack bestreuen und die Temperatur runter drehen. Für 4-5 Minuten kochen, gelegentlich umrühren. Vom Herd nehmen und servieren.

Nährwertangaben pro Portion: Kcal: 188, Proteine: 4,9 g, Kohlenhydrate: 23,6 g, Fette: 10 g

51.   Rote Putenfilets

Zutaten:

450 g Putenfilet

1 TL Cayennepfeffer, gemahlen

½ TL getrockneter Thymian

240 ml Hühnerbrühe

2 EL Buchweizenmehl

2 EL Olivenöl

1 TL Balsamico-Essig

Zubereitung:

Fleisch unter kaltem, fließendem Wasser waschen und mit Küchenpapier trocken tupfen. Zur Seite stellen.

Hühnerbrühe, Mehl, Essig, Cayennepfeffer und Thymian in eine große Schüssel geben. Gut verrühren und zur Seite stellen.

Öl in einer großen Bratpfanne bei mittlerer Hitze erwärmen. Knoblauch zugeben und für 3 Minuten unter Rühren anbraten oder bis sie glasig sind. Fleisch hinzufügen und für 5 Minuten auf jeder Seite anbraten oder bis es den gewünschten Garheitsgrad erreicht hat. Brühe zugeben und kochen bis es komplett heiß ist.

Vom Herd nehmen und sofort servieren.

Nährwertangaben pro Portion: Kcal: 277, Proteine: 34,9 g, Kohlenhydrate: 3,2 g, Fette: 13,2 g

52. Süßkartoffel-Sellerie-Omelet

Zutaten:

120 g Süßkartoffel, gewürfelt

225 g Sellerie, gewürfelt

5 große Eier, geschlagen

2 EL Milch, fettarm

1 EL frische Petersilie, fein gehackt

1 TL Pflanzenöl

Zubereitung:

Kartoffeln in einen Topf mit kochendem Wasser geben. Für 10 Minuten kochen oder bis es zart ist. Vom Herd nehmen und abgießen. Zum Abkühlen zur Seite stellen.

Eier, Milch und Petersilie in einer großen Schüssel verquirlen. Verrühren bis es gut vermischt ist und zur Seite stellen.

In der Zwischenzeit Öl in einer großen Bratpfanne bei mittlerer Hitze erwärmen. Sellerie zugeben und für ca. 3-4 Minuten kochen oder bis er weich ist. Eier-Mischung zugeben und für weitere 3-4 Minuten kochen oder bis die Eier fertig sind.

Vom Herd nehmen und das Omelet falten. Sofort servieren.

Nährwertangaben pro Portion: Kcal: 202, Proteine: 11,8 g, Kohlenhydrate: 16,2 g, Fette: 10,2 g

53. Spargel mit Knoblauch

Zutaten:

450 g Spargel, geschnitten und gewürfelt

4 Knoblauchzehen, fein gehackt

115 g Sauerrahm, fettarm

1 EL Zitronensaft, frisch gepresst

1 TL getrockneter Thymian, gemahlen

¼ TL schwarzer Pfeffer, gemahlen

2 EL natives Olivenöl extra

Zubereitung:

Sauerrahm, Zitronensaft, Thymian, Pfeffer und 1 EL Olivenöl in eine mittelgroße Schüssel geben. Verrühren bis es gut vermischt ist und zur Seite stellen.

Restliches Öl in einer großen Bratpfanne bei mittlerer Temperatur erwärmen. Knoblauch hinzugeben und für 2 Minuten unter Rühren anbraten. Dann den gewürfelt Spargel zugeben. Für 3 Minuten kochen und die Sauerrahm-Mischung zugeben. Kochen bis sie komplett heiß ist und vom Herd nehmen.

Warm servieren.

Nährwertangaben pro Portion: Kcal: 121, Proteine: 4,9 g, Kohlenhydrate: 9,3 g, Fette: 8,3 g

54. Kalbssteaks mit Paprika

Zutaten:

450 g fettarmes Kalbssteak

2 EL Olivenöl

1 EL Zitronensaft, frisch gepresst

3 Knoblauchzehen, gehackt

1 TL Balsamico-Essig

1 große gelbe Paprika, gewürfelt

¼ TL schwarzer Pfeffer, frisch gemahlen

1 TL getrockneter Thymian, gemahlen

Zubereitung:

Steaks unter kaltem, fließendem Wasser waschen und mit Küchenpapier trocken tupfen. Zur Seite stellen.

Zitronensaft, Essig und Thymian in eine kleine Schüssel geben. Vermischen bis alles gut vermengt ist.

Öl in einem großen Topf bei mittlerer Hitze erwärmen. Steaks zugeben und für 10 Minuten auf jeder Seite anbraten. Dressing zugeben und für 1 weitere Minute kochen.

Vom Herd nehmen und mit frischer Paprika servieren. Guten Appetit!

Nährwertangaben pro Portion: Kcal: 365, Proteine: 40,5 g, Kohlenhydrate: 4,5 g, Fette: 20 g

55. Erdbeer-Heidelbeer-Salat

Zutaten:

200 g Erdbeeren, gewürfelt

100 g Heidelbeeren, gewürfelt

1 große Banane, geschnitten

1 große Karotte, geschnitten

2 EL Walnüsse, grob gehackt

2 EL Mandeln, grob gehackt

2 EL Zitronensaft, frisch gepresst

2 EL Orangensaft, frisch gepresst

Zubereitung:

Erdbeeren und Heidelbeeren in einem großen Sieb unter kaltem, fließendem Wasser waschen. Abtropfen, Erdbeeren in mundgerechte Stücke schneiden und zur Seite stellen.

Karotten waschen und schälen. In Scheiben schneiden und zur Seite stellen. Banane schälen und in dünne Scheiben schneiden. Zur Seite stellen.

Orangensaft, Zitronensaft, Mandeln und Walnüsse in eine kleine Schüssel geben. Verrühren und zur Seite stellen.

Erdbeeren, Heidelbeeren, Karotten und Bananen in eine große Salatschüssel geben. Mit dem gemachten Dressing übergießen und gut vermengen, so dass alle Zutaten bedeckt sind.

Vor dem Servieren für 15 Minuten kalt stellen.

Nährwertangaben pro Portion: Kcal: 195, Proteine: 3,6 g, Kohlenhydrate: 26,1 g, Fette: 5,6 g

56. Geschmortes Hühnchen mit Blumenkohl

Zutaten:

450 g Hühnerbrust, ohne Haut und ohne Knochen

325 g Blumenkohl, gehackt

90 g Brokkoli, gewürfelt

240 ml Hühnerbrühe

110 g Tomatenmark

2 EL Olivenöl

3 Knoblauchzehen, gehackt

½ TL Kurkuma, gemahlen

¼ TL schwarzer Pfeffer, gemahlen

Zubereitung:

Fleisch unter kaltem, fließendem Wasser waschen und mit Küchenpapier trocken tupfen. In mundgerechte Stücke schneiden und zur Seite stellen.

Blumenkohl und Brokkoli in einen Topf mit kochendem Wasser geben. Für 10 Minuten kochen und vom Herd nehmen. Gut abtropfen und zur Seite stellen.

Öl in einem dickbodigen Topf bei mittlerer Temperatur erwärmen. Fleisch zugeben und für 5-7 Minuten kochen oder bis es goldbraun ist.

Brühe und Tomatenmark vorsichtig unterrühren. Zum Kochen bringen und auf kleinster Stufe weiterkochen. Blumenkohl und Brokkoli zugeben und mit etwas Kurkuma und Pfeffer bestreuen. Für weitere 5 Minuten kochen und vom Herd nehmen.

Warm servieren.

Nährwertangaben pro Portion: Kcal: 256, Proteine: 28,3 g, Kohlenhydrate: 7,6 g, Fette: 12,6 g

57. Karotten-Gurken-Smoothie

Zutaten:

2 große Karotten, geraspelt

1 große Gurke, gehackt

1 großer, grüner Apfel, in mundgerechte Stücke geschnitten

115 g griechischer Joghurt, fettarm

½ TL Zimt, gemahlen

1 EL Mandeln, grob gehackt

Zubereitung:

Karotten und Gurke waschen und schälen. In dünne Scheiben schneiden und zur Seite stellen.

Apfel waschen und Kernhaus entfernen. In mundgerechte Stücke schneiden und zur Seite stellen.

Nun Karotten, Gurke, Apfel, Joghurt, Zimt und Honig in einer Küchenmaschine vermischen. Rühren bis es sämig und cremig ist. In Gläsern anrichten und mit Mandeln garnieren.

Vor dem Servieren für 15 Minuten kalt stellen.

Nährwertangaben pro Portion: Kcal: 117, Proteine: 5,8 g, Kohlenhydrate: 21 g, Fette: 2 g

58.   Gefrorene Obstriegel

Zutaten:

70 g Brombeeren

225 g Kirschen, entkernt und gewürfelt

100 g Rosinen

50 g Haferflocken

1 EL Honig

100 ml Kokosöl

440 g Frischkäse, fettarm

Zubereitung:

Früchte waschen und vorbereiten.

Alle Zutaten außer Honig in einer großen Schüssel vermischen und mit einem Elektrorührgerät verquirlen. Vermischen bis alles gut vermengt ist.

Die Mischung auf einem großen Backblech verteilen. Die Dicke der Riegel liegt an der Größe der Form.

Vor dem Servieren für mindestens 2 Stunden einfrieren.

Die Mischung kann auch in Becher gefüllt werden und werden durch einen Eisstiel zu einem leckeren Früchteeis!

Nährwertangaben pro Portion: Kcal: 314, Proteine: 4,4 g, Kohlenhydrate: 15 g, Fette: 27,4 g

WEITERE TITEL DIESES AUTORS

70 Effektive Rezepte um Übergewicht zu Vermeiden und Gewicht zu Verlieren: Fett schnell verbrennen durch die Verwendung von richtiger Diät und kluger Ernährung

von Joe Correa CSN

48 Rezepte zur Verminderung von Akne: Der schnelle und natürliche Weg zum Beheben Ihres Akne-Problems in weniger als 10 Tagen!

von Joe Correa CSN

41 Rezepte zur Vorbeugung von Alzheimer: Verringern oder Beseitigung des Alzheimer Zustandes in 30 Tagen oder weniger!

von Joe Correa CSN

70 wirksame Rezepte bei Brustkrebs: Vorbeugen und bekämpfen von Brustkrebs mit kluger Ernährung und kraftvollen Lebensmitteln

von Joe Correa CSN

www.ingramcontent.com/pod-product-compliance
Lightning Source LLC
Chambersburg PA
CBHW051026030426
42336CB00015B/2747